Ignatius Wadunde

# Vontade de adotar um método de controlo da malária no Uganda

AF546041

Ignatius Wadunde

# Vontade de adotar um método de controlo da malária no Uganda

ScienciaScripts

**Imprint**

Any brand names and product names mentioned in this book are subject to trademark, brand or patent protection and are trademarks or registered trademarks of their respective holders. The use of brand names, product names, common names, trade names, product descriptions etc. even without a particular marking in this work is in no way to be construed to mean that such names may be regarded as unrestricted in respect of trademark and brand protection legislation and could thus be used by anyone.

Cover image: www.ingimage.com

This book is a translation from the original published under ISBN 978-620-2-30726-0.

Publisher:
Sciencia Scripts
is a trademark of
Dodo Books Indian Ocean Ltd. and OmniScriptum S.R.L publishing group

120 High Road, East Finchley, London, N2 9ED, United Kingdom
Str. Armeneasca 28/1, office 1, Chisinau MD-2012, Republic of Moldova, Europe
Printed at: see last page
**ISBN: 978-620-7-85631-2**

Copyright © Ignatius Wadunde
Copyright © 2024 Dodo Books Indian Ocean Ltd. and OmniScriptum S.R.L publishing group

# ÍNDICE DE CONTEÚDOS

Capítulo 1 6

Capítulo 2 8

Capítulo 3 14

Capítulo 4 22

Capítulo 5 24

**Factores associados à vontade de adotar a pulverização residual interior para prevenir a malária no distrito de Tororo, Uganda: um estudo transversal**

**Ignatius Wadunde[1] *, Arthur Mpimbaza[2] , David Musoke[3] , John C. Ssempebwa[3] , Michael Ediau[1] , Doreen Tuhebwe[1] , Yeka Adoke[2,3] e Rhoda KWanyenze[3]**

**Detalhes do autor**

Departamento de Política, Planeamento e Gestão da Saúde, Faculdade de Ciências da Saúde da Universidade de Makerere, Escola de Saúde Pública, P.O Box 7072, Kampala, Uganda

[2]Centro de Saúde e Desenvolvimento Infantil, Faculdade de Ciências da Saúde da Universidade de Makerere, Escola de Medicina, P.O. Box 6717 Kampala, Uganda

Departamento de Controlo de Doenças e Saúde Ambiental, Faculdade de Ciências da Saúde da Universidade de Makerere, Escola de Saúde Pública, P.O Box 7072, Kampala

**E-mails dos autores**

IW iwadunde@gmail.com

DM dmusoke@musph.ac.ug

**JCS** jssemps@musph.ac.ug

DT dtuhebwe@musph.ac.ug

ME ediaumichael@gmail.com

AM arthurwakg@yahoo.com

**RKW** rwanyenze@musph.ac.ug

YA yadoke@musph.ac.ug

Autor correspondente: Ignatius Wadunde Departamento de Política, Planeamento e Gestão da Saúde, Escola de Saúde Pública, Faculdade de Ciências da Saúde, Universidade de Makerere P.O Box 7072, Kampala, Uganda. Correio eletrónico: iwadunde@gmail.com

## Resumo

**Antecedentes:** A pulverização residual intradomiciliária (PRI) é um método eficaz de prevenção da malária nos domicílios, e a vontade da comunidade de adotar a PRI é fundamental para o seu sucesso. A primeira fase da PRI foi realizada no distrito de Tororo, no Uganda, entre dezembro de 2014 e janeiro de 2015. Foram atingidas elevadas taxas de cobertura (90%) no distrito. No entanto, o sub-condado de Mulanda teve a cobertura mais baixa de 78%, na primeira ronda. Este estudo avaliou a vontade e os factores associados à aceitação da IRS entre os chefes de família para a próxima campanha de I RS no sub-condado de Mulanda, distrito de Tororo.

**Métodos: Realizámos** um inquérito aos agregados familiares nas três freguesias do Subcondado de Mulanda. Foi utilizada uma técnica de amostragem em vários estádios, envolvendo a aldeia e o agregado familiar como primeiro e segundo níveis de amostragem, respetivamente, para identificar 640 agregados familiares. Foram também entrevistados sete informadores-chave para explorar o impacto das percepções do IRS da comunidade na aceitação. Foram utilizadas análises de regressão logística bivariável e multivariável para identificar os factores associados à vontade de aderir à pulverização. Os dados qualitativos foram analisados através do método de análise de conteúdo temático.

**Resultados:** A maioria dos inquiridos (79,9%) estava disposta a repetir o IRS. No entanto, este valor foi inferior ao objetivo de 85%. O receio dos efeitos adversos dos insecticidas (62%) foi a razão mais comum mencionada por 134 (21%) chefes de família que não estavam dispostos a fazer a pulverização. Os factores associados à não aplicação da pulverização foram os seguintes: idade >35 anos (AOR 1,9; 95% CI 1,08-3,51), estatuto socioeconómico mais elevado (AOR 0,4; 95% CI 0,27-0,98), não aplicação da pulverização na ronda anterior (AOR 0,1; 95% CI 0,06-0,23), desconhecimento da razão para a realização da pulverização (AOR 0,4; 95% CI 0,24-0,78) e ter um telhado de chapa de ferro (AOR 2,2; 95% CI 1,03-4,73). Os líderes comunitários e religiosos foram as fontes preferidas de informação sobre RSI.

**Conclusões:** O nível de vontade de adotar a pulverização intranasal foi baixo (79%) em comparação com os 85% pretendidos. O envolvimento dos líderes comunitários e religiosos na sensibilização da comunidade sobre a eficácia e a segurança dos produtos químicos poderia aumentar a aceitação da pulverização intravenosa.

**Palavras-chave:** Pulverização residual interior, Prevenção da malária

## 1. Antecedentes

A nível mundial, o paludismo é um grande problema de saúde pública [1] e, em África, morre uma criança por minuto devido à doença [2]. No Uganda, a malária continua a ser a principal causa de mortalidade e morbilidade. A malária é responsável por 21% de todas as mortes hospitalares no Uganda [3] e, atualmente, 95% da população do país está em risco de contrair malária [4].

A Organização Mundial de Saúde (OMS) recomenda a utilização da pulverização residual em interiores (PRI) [5-7], como uma medida de controlo do paludismo comprovada e altamente eficaz, que envolve a pulverização de inseticida residual nas paredes interiores das casas para matar os mosquitos e interromper a transmissão do paludismo [8-10] . Vários países da África Subsariana, incluindo o Uganda, acrescentaram a pulverização residual aos seus planos de luta contra a malária [11], em conformidade com o Plano de Ação Mundial contra a Malária lançado pela Parceria Fazer Recuar a Malária da OMS [12]. A proteção da comunidade é conferida pela I RS quando pelo menos 85% das casas de uma área-alvo são pulverizadas [13,14]. No entanto, a RSI continua a ser subutilizada na África Subsariana [15].

O êxito do IRS depende muito da forma como as comunidades beneficiárias o encaram e adoptam [16-19]. Factores individuais como a idade, o sexo, o nível de educação, o estado civil, a religião e a ocupação do chefe do agregado familiar estão associados à vontade de aceitar a PRI [20-22]. Outros factores incluem o material do chão, do telhado e das paredes da casa [23], o conhecimento da pulverização e dos seus resultados, a fonte de informação sobre a pulverização, o receio dos efeitos nocivos da pulverização para a saúde [18, 20, 21, 24] e os métodos preferidos de prevenção da malária [8, 25]

Tororo é um distrito endémico de malária [26, 27]. O governo do Uganda, no âmbito do Programa de Controlo da Malária (MCP), implementou a primeira fase do programa da

FII em Tororo entre dezembro de 2014 e janeiro de 2015, e a segunda fase em junho-julho de 2015. Embora o distrito tenha alcançado 90% de cobertura na primeira fase, houve muitas preocupações da comunidade sobre os riscos para a saúde da FII. O sub-condado de Mulanda teve a cobertura mais baixa de 78% na primeira fase da I RS [28]. Apesar de o governo, no âmbito do Ministério da Saúde e dos parceiros do Programa de Controlo da Malária, ter levado a cabo comunicações orientadas para a mudança social e comportamental, como a sensibilização da comunidade através de profissionais de saúde, líderes comunitários e religiosos, equipas de saúde das aldeias e rádios [28], havia preocupações da comunidade em relação à pulverização da pulverização com inseticida, como por exemplo: os insecticidas utilizados poderiam contaminar os alimentos nas casas e causar riscos para a saúde e dificuldade em remover as propriedades das casas, entre outros. Isto sugeriu que a adoção da intervenção na segunda fase poderia constituir um desafio.

Este estudo foi concebido para avaliar a vontade da comunidade em aceitar o IRS na próxima ronda e os factores associados, no sub-condado de Mulanda, distrito de Tororo, para informar melhorias nas rondas subsequentes.

## 2. Métodos

Este estudo foi um inquérito descritivo transversal aos agregados familiares que utilizou métodos qualitativos e quantitativos de recolha de dados.

### Área de estudo

O estudo foi realizado no sub-condado de Mulanda, distrito de Tororo, Uganda, entre maio e junho de 2015, antes da segunda ronda de pulverização do IRS. O sub-condado tem três paróquias: Mwelo, Lwala e Mulanda. No total, o subcondado tem 104 aldeias e 9546 agregados familiares. Existem 36 aldeias em Mwelo e 34 nos sub-condados de Mulanda e Lwala. A agricultura é a espinha dorsal da economia do distrito e a maior parte da produção do distrito é consumida localmente ou vendida nas zonas urbanas do distrito [29].

### Processo de amostragem e determinação da dimensão da amostra

Neste estudo, por se tratar de um estudo transversal, o tamanho da amostra (n) foi determinado a partir da fórmula para estimar o tamanho das amostras para estudos de prevalência.

Por isso, o estudo usou a fórmula para proporção única para calcular o número de inquiridos (chefes de família) entrevistados neste estudo transversal [30] que é $(Z^2 p (1-p))/ d^2$ , Onde, n= Tamanho da amostra, d= Precisão/erro: Foi utilizada uma precisão de 5%, Z= desvio normal padrão correspondente a um intervalo de confiança de 95% (1,96), p= 50%, uma vez que não existia informação sobre a vontade de aderir ao IRS no distrito de Tororo; o estudo utilizou um p=50%.

Assim, a dimensão da amostra n= $(1{,}96^{2x}$ 0,5 x 0,5)^ $(0{,}05^{2)}$ , n=384

Ajustando para o efeito do desenho de 1,5%, a amostra N ajustada foi, (N*1,5) N= (384*1,5), n=576.

Acrescentando 10% de taxa de não resposta, N= (n/1-0,1), N= (576/1-0,1), N =640

A dimensão da amostra calculada foi de 640 chefes de família.

O estudo foi efectuado em 640 agregados familiares no subcondado de Mulanda, distrito de Tororo. Foram incluídos no estudo todos os chefes de família com idade igual ou superior a 18 anos ou menores emancipados ou os seus representantes que deram o seu consentimento informado. Este subcondado foi deliberadamente selecionado por ter a menor cobertura de RSI [28].

O subcondado de Mulanda tem três freguesias: Lwala, Mulanda e Mwelo. Estas três freguesias tinham um total de 104 aldeias, com a freguesia de Mulanda a ter 36, Mwelo 34 e Lwala com 34. Foi obtida uma lista das aldeias em cada freguesia junto do departamento de planeamento do gabinete distrital de Tororo. Cinquenta por cento (52/104) das aldeias em cada uma das três paróquias do sub-condado de Mulanda foram seleccionadas utilizando uma amostragem probabilística proporcional ao tamanho. Assim, foram seleccionadas 17/34 aldeias das paróquias de Lwala e Mulanda e 18/36 da paróquia de Mwelo.

O estudo utilizou uma amostragem probabilística proporcional ao tamanho para determinar o número total de agregados familiares a serem seleccionados em cada freguesia. Isto foi determinado dividindo o número total de aldeias amostradas nessa freguesia em particular (Mulanda era 17, Mwelo era 18 e Lwala era 17), pelo número total de aldeias amostradas em todas as três freguesias que era 52, e depois multiplicado por 640 o tamanho total da amostra. Assim, o estudo incluiu 209 agregados familiares de Mulanda, 222 de Mwelo e 209 dos sub-condados de Lwala.

O número de agregados familiares a visitar em cada aldeia foi determinado dividindo a dimensão da aldeia (número total de agregados familiares nessa aldeia) pela população total (número total de agregados familiares) em todas as 52 aldeias seleccionadas, que era de 3812, e depois multiplicado por 640, que era a dimensão total da amostra.

Para determinar os agregados familiares exactos cujos chefes de família deviam ser entrevistados, o estudo utilizou um processo de amostragem sistemática. Foi calculado um intervalo de amostragem dividindo o número total de agregados familiares na aldeia pela amostra de agregados familiares necessária para o estudo nessa aldeia. O primeiro agregado familiar a ser visitado foi selecionado aleatoriamente da lista de agregados familiares das respectivas aldeias, utilizando uma tabela de números aleatórios [20]. Os agregados familiares subsequentes foram seleccionados sistematicamente a partir da lista de agregados familiares da aldeia, utilizando os intervalos de amostragem calculados para as respectivas aldeias, até se atingir a dimensão da amostra para essa aldeia. Se o chefe do agregado familiar não estivesse disponível, era entrevistado o cônjuge ou outro membro do agregado familiar com mais de 18 anos. Neste estudo, todos os inquiridos deram o seu consentimento e foram todos entrevistados.

**Recolha de dados**

Os dados quantitativos foram recolhidos através de um questionário estruturado administrado por um entrevistador e os dados qualitativos através de um guia aberto para informadores-chave. O questionário estruturado avaliou os factores individuais dos chefes de família, os factores facilitadores e os factores do sistema de saúde associados à vontade de aceitar a IRS no sub-condado de Mulanda, distrito de Tororo. Realizámos entrevistas estruturadas e com informadores-chave. Foram entrevistados sete informadores-chave, incluindo a pessoa focal para a malária no gabinete distrital de saúde, os operadores de pulverização, as equipas de saúde das aldeias e os funcionários do conselho local do sub-condado de Mulanda. Os informadores-chave foram seleccionados com base nos seus conhecimentos sobre a pulverização residual em recintos fechados e na sua experiência com os factores associados à vontade da comunidade em adotar a pulverização. Os informadores foram entrevistados na língua com que se sentiam confortáveis, nas suas casas.

**Gestão e análise de dados**

A introdução e a validação dos dados foram efectuadas no software estatístico EPI info e exportadas para o software Stata para análise. A variável de resultado foi a "vontade de adotar a pulverização intravenosa", definida como um chefe de família disposto a permitir que os operadores de pulverização entrem e pulverizem as suas casas com produtos químicos residuais que matam os mosquitos, para prevenir a malária. Tratava-se de uma variável categórica com as categorias "sim" e "não". Os factores de previsão independentes incluíam factores a nível individual e do sistema de saúde. Os factores facilitadores incluíam a convicção dos chefes de família de que a PRI é útil, os benefícios percebidos da PRI e as ameaças percebidas da PRI, entre outros. Estes factores eram variáveis categóricas e foram analisados como frequências e proporções. Os factores individuais incluíam o sexo dos chefes de família, a ocupação, o nível de educação, a religião, a residência, o telhado da casa, os materiais das paredes e do chão, o tipo e o tamanho da família, se o chefe de família já tinha ouvido falar da pulverização, o conhecimento do produto químico utilizado na pulverização, o tempo e a frequência da pulverização, entre outros. Estas foram também variáveis categóricas analisadas através de frequências e proporções. A idade do chefe do agregado familiar foi uma variável contínua analisada através de médias e desvio padrão. Os factores do sistema de saúde, tais como a distância da unidade de saúde, se um membro do agregado familiar já tinha sofrido de malária, entre outros, também foram analisados através de frequências e proporções.

Foi efectuada uma análise uni-variável para descrever as características dos inquiridos e dos agregados familiares. As variáveis categóricas foram analisadas através de frequência e proporção e as variáveis contínuas através de médias e desvios padrão. A disponibilidade para aceitar a I RS foi calculada dividindo o número de inquiridos que comunicaram a intenção de permitir que os operadores de pulverização entrassem nas suas casas para pulverizar com produtos químicos residuais para prevenir a malária na segunda ronda de pulverização, pelo número total de inquiridos entrevistados.

Os inquiridos que tinham conhecimento da I RS foram determinados através da pergunta se já tinham ouvido falar da I RS ou não, do conhecimento do produto químico utilizado na I RS, do conhecimento da parte exacta da casa a pulverizar, do conhecimento da hora da pulverização e do conhecimento da frequência da pulverização. O conhecimento dos inquiridos foi classificado como conhecedor ou não conhecedor de RSI. Um inquirido era considerado conhecedor da RSI se já tivesse tido uma RSI, soubesse a parte da casa pulverizada, a hora e a frequência da pulverização. Um inquirido foi considerado como não conhecedor se nunca tivesse tido de I RS, mesmo que soubesse a parte da casa a ser pulverizada, a hora e a frequência da pulverização. Este método foi adaptado de um estudo semelhante efectuado no distrito de Soroti para avaliar os conhecimentos da comunidade sobre a pulverização [20].

Os indicadores que foram utilizados para desenvolver os quintis de riqueza incluíam bens do agregado familiar, tais como a posse de uma televisão, telemóvel, sofá, cama, terra, gado e casa permanente; que foram utilizados como um substituto para a riqueza. A cada bem categórico foi atribuída uma pontuação de 1 ou 0, dependendo do facto de o agregado familiar possuir ou não esse bem. As variáveis categóricas foram transformadas em indicadores dicotómicos separados (0-1). Estes indicadores foram depois examinados utilizando uma análise de componentes principais para produzir uma pontuação de fator comum para cada agregado familiar [20].

Foi efectuada uma análise bi-variável para determinar os factores associados à vontade de aderir ao IRS. Um valor de p correspondente a um intervalo de confiança de 95% inferior a 0,05 foi considerado como uma associação estatisticamente significativa.

A regressão logística multivariável foi efectuada pelo método de eliminação retroactiva em todas as variáveis que se revelaram significativas após as análises bi-variáveis, para identificar os factores independentemente associados à vontade de aderir à IRS. As variáveis que apresentavam um valor de $p < 0,2$ foram incluídas no modelo multivariável, para ter em conta os factores de confusão. A associação das variáveis preditoras com a variável dependente foi descrita utilizando um intervalo de confiança de 95%. Um valor de $p < 0,05$ foi considerado estatisticamente significativo.

Os dados qualitativos foram analisados através do método de análise de conteúdo temático. Os dados foram resumidos manualmente em categorias e temas significativos e apresentados sob a forma de citações [23].

## 3. Resultados

### Características sócio-demográficas dos participantes no estudo

No total, foram entrevistados 640 indivíduos de 640 agregados familiares. A idade média dos inquiridos era de 38,6 anos (desvio padrão (DP) 12). Mais de três quartos, 76% (486/640) dos inquiridos, eram do sexo masculino e 77,9% (499/640) eram casados. A maioria dos inquiridos, 89% (567/640), tinha atingido pelo menos o ensino primário. Mais de metade dos inquiridos, 52% (330/640) eram anglicanos, a maioria dos inquiridos 90% (575/640) eram camponeses e todos os inquiridos tinham uma mistura igual de classe socioeconómica rica, média e pobre (Quadro 1).

### Absorção de IRS na primeira ronda de pulverização

Na primeira ronda de pulverização, a maioria, 77,5% (496/640) dos inquiridos, teve as suas casas pulverizadas. Entre os inquiridos cujas casas não foram pulverizadas na primeira ronda, 43% (62/144) não estavam em casa na altura da pulverização, enquanto os restantes 57% (82/144) receavam os efeitos secundários para a saúde que poderiam resultar dos produtos químicos utilizados na pulverização.

Os resultados dos dados qualitativos também sublinharam o receio de efeitos negativos para a saúde devido aos produtos químicos utilizados no IRS.

*"Durante a primeira ronda de pulverização, houve agregados familiares na minha comunidade que não foram pulverizados. Os chefes de família recusaram-se a pulverizar as suas casas, alegando que o produto químico utilizado provoca cancro, pode matar os seus animais domésticos e estragar os alimentos. Os membros da comunidade também tinham medo dos efeitos secundários futuros que, a longo prazo, os afectariam a eles e aos seus filhos".* (Operador de pulverização).

*"Algumas casas estavam fechadas e os ocupantes não estavam em casa durante o período de pulverização; quando voltámos no dia seguinte, os membros do agregado familiar alegaram que estavam nos jardins, longe das suas casas. Também nos*

*apercebemos que eles simplesmente não queriam que as suas casas fossem pulverizadas, porque afinal não nos deixaram entrar e pulverizar, mesmo quando sabiam que íamos pulverizar as suas casas."* (Operador de pulverização).

**Disponibilidade para aceitar o IRS na próxima ronda de pulverização**

A maioria, 79% (506/640) dos inquiridos, estava disposta a realizar a pulverização na próxima ronda de pulverização. Entre as razões que os inquiridos mencionaram para a realização da pulverização intradomiciliária contam-se a morte de mosquitos, 51,4% (329/640) e a morte de outros insectos nas casas, 23% (148/640). Um quarto dos inquiridos, 26% (163/640), não tinha a certeza da utilização da pulverização intravenosa. Os inquiridos que não estavam dispostos a tomar I RS na próxima ronda de pulverização, 21% (134/640) deram como razão o facto de a primeira ronda de pulverização não ter funcionado, 38% (51/134), enquanto os restantes, 62%, (83/134) temiam os efeitos para a saúde que podem resultar dos produtos químicos residuais utilizados no I RS.

O método mais preferido para receber informações sobre o IRS foi o recurso aos líderes comunitários, 81,6% (522/640). Alguns dos inquiridos, 6% (39/640), preferiam os profissionais de saúde e um pouco mais, 12,4% (79/640), os líderes religiosos.

Os informadores-chave concordaram que o canal mais preferido pelos membros da comunidade para transmitir informações sobre o IRS às comunidades é através dos líderes comunitários e religiosos locais. Isto pode ser ilustrado pelas citações dos informantes-chave abaixo.

*"Penso que a melhor forma de transmitir informações sobre o IRS às comunidades é através dos líderes locais que se dirigem às comunidades em funções públicas como os enterros. Também seria melhor utilizar os líderes institucionais, como nas escolas, igrejas e instituições culturais."*^: Equipa de Saúde da Aldeia).

## Análise bi-variável

### Factores individuais associados à vontade de aderir ao IRS

A idade, a residência, a religião, o estatuto de riqueza e o tipo de materiais do telhado foram associados à vontade de adotar o IRS na próxima ronda de pulverização. Os inquiridos que possuíam o ensino primário ou superior estavam mais dispostos a adotar a pulverização na próxima ronda em comparação com os que não possuíam educação formal (OR=3,6, 95% Cl 1,817,04). Os inquiridos mais velhos (mais de 22 anos) tinham mais probabilidades de aderir à RSI na próxima ronda de pulverização do que os inquiridos com menos de 22 anos (OR 4,6, 95% Cl 2,99-7,24). Em comparação com os pobres, as classes socioeconómicas média e alta tinham menos probabilidades de aderir à I RS na próxima ronda de pulverização (OR 0,6, 95% Cl 0,340,94). Os inquiridos que tinham casas cobertas com chapas de ferro eram mais propensos (OR 1,5, 95% Cl 1,04-2,24) a usar I RS na próxima ronda em comparação com os que tinham casas de colmo.

Todos (100%) os inquiridos afirmaram ter ouvido falar da pulverização. Os inquiridos cujas casas não foram pulverizadas na primeira ronda eram menos propensos a adotar a pulverização intravenosa na ronda seguinte (OR 0,2, 95% Cl 0,09-0,27). Os inquiridos que não sabiam a razão para a realização de RSI (como matar mosquitos) eram menos propensos a adotar a RSI na próxima ronda de pulverização (OR 0,4, 95% Cl 0,26-0,76). Em comparação com os inquiridos que tinham conhecimentos sobre a pulverização intradérmica, os inquiridos que não tinham conhecimentos tinham menos probabilidades de adotar a pulverização intradérmica na próxima ronda de pulverização (OR 0,4, IC 95% 0,270,65). Os inquiridos que sabiam o motivo da pulverização (para matar mosquitos) e sabiam a frequência da pulverização (após cada 6 meses) foram considerados conhecedores da pulverização (Tabela 2).

Os resultados dos dados qualitativos mostram que todas as comunidades do distrito de

Tororo estavam conscientes da re-pulverização das casas após a primeira ronda de pulverização. A sensibilização foi criada através da utilização das rádios locais e dos líderes comunitários e religiosos.

*"Recorremos aos líderes locais, religiosos e culturais das comunidades para informar as pessoas sobre as fases de re-pulverização do IRS. Tenho a certeza de que toda a gente sabe que, após seis meses, os operadores de pulverização voltam para pulverizar as suas casas.* "(KI: pessoa focal da malária).

Os informantes concordaram que ainda havia lacunas de informação sobre a pulverização nas comunidades. As lacunas de informação incluíam: não saber a eficácia dos produtos químicos utilizados na pulverização da I RS, porque é que a pulverização é feita apenas nas paredes interiores das casas e porque é que não se pulverizam as latrinas e as casas de banho. Os informantes notaram que esta lacuna de informação sobre a pulverização poderia levar a uma menor aceitação da pulverização nas fases subsequentes da pulverização.

*"Algumas pessoas agora recuam e recusam que as suas casas sejam pulverizadas porque se perguntam por que razão, quando as casas são pulverizadas, se uma galinha come uma barata morta devido ao produto químico da pulverização, a galinha também morre" (kA*: Equipa de Saúde da Aldeia).

Os informadores também concordaram que é necessário colmatar esta lacuna de conhecimentos sobre a pulverização através de sensibilizações contínuas utilizando os líderes comunitários, de modo a garantir uma maior aceitação da pulverização nas rondas de pulverização subsequentes.

*"É necessária uma maior sensibilização das comunidades, recorrendo aos líderes comunitários e religiosos. Também é necessário dialogar com as comunidades, utilizando os conselhos locais, as equipas de saúde das aldeias e os líderes das igrejas. Isto porque estas pessoas são respeitadas nas comunidades"* (pessoa focal da malária).

**Factores facilitadores associados à vontade de aderir ao IRS**

Os factores facilitadores baseavam-se na forma como os inquiridos percepcionavam os benefícios e as ameaças da aplicação do I RS. Os inquiridos que acreditavam que a I RS não reduz os mosquitos tinham menos probabilidades de a utilizar na próxima ronda de pulverização do que os que concordavam (ORO.3, 95% Cl 0.19-0.42). Do mesmo modo, em comparação com os inquiridos que concordaram que a pulverização intradérmica reduz as probabilidades de contrair malária, os que discordaram tinham menos probabilidades de a utilizar na próxima ronda de pulverização (OR 0,3, IC95% 0,22-0,46). Os inquiridos que discordavam que a pulverização intranasal tem efeitos negativos para a saúde tinham mais probabilidades de adotar a I RS na próxima ronda de pulverização do que os que concordavam (OR 1,9, IC 95% 1,52-2,41). Da mesma forma, em comparação com os inquiridos que acreditavam que os produtos químicos utilizados poluem o ambiente, os que discordavam tinham duas vezes mais probabilidades de aderir à I RS na próxima ronda de pulverização (OR 2,0, 95% Cl 1,55-2,41). Os inquiridos que consideravam que o IRS não era útil tinham menos probabilidades de o utilizar na próxima ronda de pulverização do que aqueles que o consideravam útil (OR 0,1, 95% Cl 0,04-0,18) (Quadro 3).

Os informantes concordaram que, apesar do facto de a maior parte dos membros da comunidade considerarem a pulverização como benéfica, alguns (incluindo os que consideravam a pulverização como útil) consideravam-na prejudicial. As percepções negativas prováveis sobre a PRI eram os receios dos efeitos secundários para a saúde dos produtos químicos utilizados na PRI.

*"Inicialmente, havia muito receio em relação à IRS nas nossas comunidades, tendo em conta o que as pessoas sofreram no norte do Uganda depois de terem sido pulverizados produtos químicos e de ter começado a doença do nódulo"* (informante: líder comunitário).

Os informantes concordaram mais uma vez que as percepções negativas sobre a IRS afectarão a vontade da comunidade de aceitar a intervenção nas próximas rondas e que é necessário abordar as comunidades sobre as percepções negativas sobre a IRS através de diálogos comunitários, sensibilizações utilizando equipas de saúde das aldeias, líderes comunitários e religiosos

*"As percepções negativas sobre a pulverização podem afetar a vontade da comunidade de aceitar a pulverização nas próximas rondas de pulverização. É necessário abordar as comunidades acerca destas percepções negativas sobre a pulverização através de diálogos comunitários, recorrendo às equipas de saúde das aldeias, às ONG e OCB locais, aos líderes comunitários e locais, para garantir que todos os agregados familiares aceitam que as suas casas sejam pulverizadas na próxima ronda* (informante: pessoa focal da malária).

**Factores dos sistemas de saúde associados à vontade de aderir ao IRS**

Em comparação com os inquiridos que se deslocaram a pé até à unidade de saúde mais próxima, os que utilizaram uma bicicleta ou um motociclo tinham menos probabilidades de utilizar a pulverização na próxima ronda de pulverização (OR 0,4, 95% CI 0,39-0,68). Os inquiridos de agregados familiares que tinham mais de duas redes mosquiteiras tinham menos probabilidades de usar a pulverização intravenosa na próxima ronda de pulverização do que os que tinham duas ou menos (OR 0,6, 95% CI 0,38-0,83) (Quadro 4).

Os informantes concordaram que o distrito e a agência de implementação da PRI prepararam actividades de sensibilização antes da PRI, para aumentar a aceitação da intervenção entre as comunidades. A maioria das actividades de sensibilização incluiu: sensibilizações comunitárias através das rádios locais, formação de operadores de pulverização e mobilizações comunitárias através de líderes comunitários e religiosos. Os informantes também disseram que o canal mais preferido para transmitir informações sobre a SRI às comunidades é o uso de líderes comunitários e religiosos.

Isto pode ser ilustrado pela resposta dos informantes abaixo.

*"O distrito, após a primeira ronda de pulverização, realizou exercícios de divulgação para analisar o desempenho de cada subcondado. O distrito avançou e recolheu feedback do exercício sobre o que aconteceu, as lições aprendidas e a forma de melhorar a adoção nas pulverizações subsequentes. É necessário que os líderes comunitários e religiosos se dirijam às comunidades durante as reuniões públicas, como enterros e cerimónias de casamento."* (informante: chefe do sub-condado).

**Análise multivariada**

Após o controlo de potenciais factores de confusão, a idade, o facto de se ter pago o IRS na primeira ronda, o estatuto de riqueza, o conhecimento da razão para a realização do IRS e o tipo de telhado da casa foram independentemente associados à vontade de pagar o IRS na ronda seguinte de pulverização.

Em comparação com os inquiridos mais jovens (< 22 anos), os mais velhos (> 35 anos) tinham aproximadamente duas vezes mais probabilidades de tomar o IRS na próxima ronda de pulverização (AOR 1,9, 95% CI 1,08-3,51). Os inquiridos da classe socioeconómica média tinham menos probabilidades de aderir à I RS na próxima ronda de pulverização do que os inquiridos pobres (AOR 0,4, 95% CI 0,27-0,98). A probabilidade de os inquiridos que não aderiram à pulverização de I RS na ronda seguinte terem vontade de aderir à pulverização de I RS na ronda anterior foi reduzida (AOR 0,1, IC 95% 0,06-0,23). Os inquiridos que acreditavam que a pulverização com inseticida não mata os mosquitos tinham menos probabilidades de a aplicar na próxima ronda de pulverização do que os inquiridos que acreditavam que a pulverização com inseticida mata os mosquitos e reduz as probabilidades de contrair malária (AOR 0,4, IC 95% 0,24-0,78). Os inquiridos cujos agregados familiares tinham casas com um telhado de chapa de ferro tinham mais probabilidades de adotar a pulverização na próxima ronda de pulverização do que aqueles cujas casas eram de colmo (AOR 2,2, 95% CI 1,03-4,73). (Quadro 5)

A relação entre o nível de escolaridade e a vontade de aderir ao IRS foi influenciada pela idade; não se verificou qualquer modificação do efeito, uma vez que os diferentes estratos do nível de escolaridade eram praticamente os mesmos. A relação não se alterou significativamente consoante os níveis de ensino.

## 4. Discussão

Este estudo constatou uma adesão global à pulverização na primeira ronda de pulverização de 77,5% no subcondado de Mulanda, distrito de Tororo, abaixo do objetivo de 85% do plano estratégico de redução da malária do Uganda para 2014-2020 [14]. Dos 144 inquiridos que não tiveram as suas casas pulverizadas, 43% (62/144) não se encontravam em casa, enquanto os restantes 59,6% (82/144) receavam os efeitos secundários dos produtos químicos na saúde, o que indica as lacunas na preparação da comunidade. No entanto, a adesão à RSI nesta comunidade é superior à registada em Moçambique [18].

A proporção de inquiridos que estavam dispostos a aderir à RSI na próxima ronda de pulverização foi de 79%, ligeiramente superior aos 77,5% da primeira ronda. Isto é preocupante, uma vez que os 79% de vontade podem não se traduzir numa adesão efectiva se a ausência de membros da família dos agregados familiares visados e outras questões entrarem em jogo. Esta vontade de tomar I RS na próxima ronda de pulverização é muito inferior à relatada em Rakai, onde mais de 90% dos inquiridos estavam dispostos a tomar I RS nas suas casas [21]. A resolução das preocupações relativas à falta de eficácia e ao receio dos efeitos sobre a saúde poderia aumentar ainda mais a vontade e a aceitação [22].

Neste estudo, os inquiridos com mais de 35 anos estavam mais dispostos a aceitar a I RS na ronda seguinte do que os seus homólogos mais jovens. Estas conclusões são semelhantes às encontradas num estudo realizado no Uganda Oriental [20] e podem ser atribuídas à experiência vivida e à sua capacidade de considerar a FII como importante no controlo da malária.

As campanhas de sensibilização da I RS devem considerar a utilização de plataformas que atraiam grupos etários mais jovens, por exemplo, a utilização de galas desportivas comunitárias e de sistemas de altifalantes públicos.

Os inquiridos mais ricos eram menos propensos a utilizar a pulverização intravenosa na ronda seguinte, provavelmente porque são capazes de utilizar outros métodos de controlo da malária, como as redes mosquiteiras, que normalmente têm um custo. Os inquiridos que não utilizaram a pulverização na primeira ronda de pulverização tinham menos probabilidades de a utilizar na ronda seguinte, provavelmente porque as mesmas preocupações sobre os efeitos na saúde podem ter impedido a sua utilização e ainda persistem. Por conseguinte, não é surpreendente que aqueles que não sabiam a razão da pulverização tivessem menos probabilidades de aderir à pulverização na ronda seguinte [21], sublinhando a necessidade de abordar estas questões na educação da comunidade.

Este estudo avaliou a vontade de repetir a IRS, o que pode não refletir necessariamente a adesão real. No entanto, o estudo destaca as lacunas de conhecimento e os receios de efeitos na saúde que, se não forem abordados, podem dificultar a adesão à repetição do rastreio. Os autores observaram também que seria ótimo incluir uma população de controlo em que houvesse uma maior cobertura de RSI, de modo a detetar melhor os factores-chave responsáveis pela baixa cobertura.

## 5. Conclusões

O nível de vontade de adotar a pulverização intranasal não foi o ideal (79%) em comparação com o objetivo de 85% até 2015. São necessárias campanhas de mobilização e sensibilização da comunidade para garantir que as comunidades compreendam a razão da realização da pulverização, a eficácia e a segurança dos produtos químicos utilizados na pulverização. As plataformas que podem atrair os jovens e a utilização de líderes religiosos e comunitários podem ser úteis para chegar

**List of abbreviations**

CDC: Centers for disease control and prevention; IRS: Indoor Residual Spraying; MaKSPH: Makerere University School of Public Health; MCP: Malaria Control Program; MOH: Ministry of Health; VHT: Village Health Team; WHO: World Health Organization

àqueles que ainda têm lacunas de conhecimento e ideias erradas sobre a PRI.

## Declarações

### Aprovação ética e consentimento de participação

Este estudo foi revisto e aprovado pelo Comité de Ética e Investigação da Escola Superior de Saúde Pública da Universidade de Makerere. A autorização para a realização do estudo foi obtida junto do responsável pela saúde do distrito de Tororo. Os inquiridos deram o seu consentimento por escrito. Todos os formulários de consentimento foram traduzidos para a língua local (Japadhola). Os formulários de consentimento descreviam o objetivo do estudo, todos os procedimentos envolvidos e os riscos e benefícios da participação.

### Consentimento para publicação

Não aplicável

**Disponibilidade de dados e materiais**

Os dados utilizados nesta análise são disponibilizados a todos os investigadores interessados, mediante pedido dirigido ao autor, Sr. Wadunde Ignatius (iwadunde@gmail.com)

**Interesses concorrentes**

Os autores declaram que não têm interesses concorrentes.

**Financiamento**

Este estudo foi financiado pelo Fogarty International Centre (FIC) através da Infectious Diseases Research Collaboration (IDRC).

**Contribuição dos autores**

IW: Concebeu e implementou o estudo, supervisionou a recolha de dados, analisou os dados e escreveu a primeira versão do manuscrito. DT, ME, JCS e DM apoiaram IW na concetualização e conceção do estudo e participaram na análise dos dados, na interpretação dos resultados e reviram a versão preliminar do manuscrito. IW, DM, AM, YA e RW Participaram na análise e interpretação dos dados e reviram o rascunho do manuscrito quanto ao conteúdo intelectual substancial. Todos os autores leram e aprovaram a versão final do manuscrito.

**Agradecimentos**

Agradecemos aos inquiridos pela sua participação no estudo, aos assistentes de investigação pela recolha de dados de qualidade e à equipa distrital de saúde e aos funcionários da administração local do distrito de Tororo por nos permitirem realizar este estudo.

**Informação dos autores** departamento de Política, Planeamento e Gestão da Saúde, Escola de Saúde Pública, Faculdade de Ciências da Saúde, Universidade de Makerere P.O Box 7072, Kampala, Uganda

Departamento de Controlo de Doenças e Saúde Ambiental, Escola de Saúde Pública, Faculdade de Ciências da Saúde, Universidade de Makerere P.O Box 7072, Kampala

Infectious Diseases Research Collaboration, P.O Box7475, Kampala, Uganda

## REFERÊNCIAS


1. OMS: *Ficha de informação sobre o Relatório Mundial sobre a Malária 2013.* Genebra: Organização Mundial da Saúde;2013.
2. OMS: *Relatório Mundial sobre a Malária 2015.* Genebra: Organização Mundial da Saúde; 2015.
3. Arinaitwe M: **Iniciativa e Inovação: A Narrative Account of Rural Hospital.** 2011.
4. Buregyeya E, Rutebemberwa E, LaRussa P, Lal S, Clarke SE, Hansen KS, Magnussen P, Mbonye AK: **Comparação da capacidade entre estabelecimentos de saúde públicos e privados para gerir crianças com menos de cinco anos com doenças febris no Uganda.** *Jornal da Malária* 2017,16:183.
5. West PA, Protopopoff N, Wright A, Kivaju Z, Tigererwa R, Mosha FW, Kisinza W, Rowland M, Kleinschmidt I: **Pulverização residual interior em combinação com redes tratadas com inseticida em comparação com redes tratadas com inseticida isoladamente para proteção contra a malária: um ensaio aleatório por grupos na Tanzânia.** *PLoS medicine* 2014, Il:el001630.
6. OMS: *Resumo global sobre doenças transmitidas por vectores 2014.* Genebra: Organização Mundial da Saúde; 2014
7. OMS: *Ficha informativa sobre o Relatório Mundial sobre a Malária 2016.* Genebra: Organização Mundial da Saúde; 2016.
8. Guyatt HL, Corlett SK, Robinson TP, Ochola SA, Snow RW: **Malaria prevention in highland Kenya: indoor residual house-spraying vs. insecticide-treated bednets.** *Tropical Medicine & International Health* 2002, 7:298-303.
9. Kolaczinski K, Kolaczinski J, Kilian A, Meek S: **Extensão da pulverização residual de interiores para controlo da malária a locais de elevada transmissão em África.** *Transactions of the Royal Society of Tropical Medicine and Hygiene* 2007, 101:852-853.

10. Pluess B, Tanser FC, Lengeler C, Sharp BL: **Pulverização residual interior para a prevenção da malária.** *Biblioteca Cochrane* 2010.

11. Okumu FO, Moore SJ: **Combinação de pulverização residual interior e mosquiteiros tratados com inseticida para controlo da malária em África: uma análise dos resultados possíveis e um esboço de sugestões para o futuro.** *Jornal da Malária* 2011,10:208.

12. OMS: *A estratégia Fazer Recuar o Paludismo para melhorar o acesso ao tratamento através do controlo domiciliário do paludismo 2005.* Genebra: Organização Mundial de Saúde; 2005

13. Larsen DA, Borrill L, Patel R, Fregosi L: **Cobertura de pulverização residual em recintos fechados ao nível da comunidade, reportada a partir de inquéritos de grupos de duas fases na África Subsariana.** *Malaria Journal* 2017, 16:249.

14. Ministério da Saúde: *Plano Estratégico Nacional de Redução da Malária do Uganda 2014-2020.* Programa de Controlo da Malária. Kampala, Uganda: Ministério da Saúde; 2016.

15. Okwa 00: **As tendências actuais na prevenção e controlo integrados da malária. Um estudo de caso de algumas comunidades nigerianas.** *Global Advanced Research Journals* 2013, 2:104-107.

16. Barat LM: **Four malaria success stories: how malaria burden was successfully reduced in Brazil, Eritrea, India, and Vietnam.** *The American journal of tropical medicine and hygiene* 2006, 74:12-16.

17. Montgomery CM, Munguambe K, Pool R: **Cidadania baseada no grupo na aceitação da pulverização residual interna (IRS) para o controlo da malária em Moçambique.** *Social Science & Medicine* 2010, 70:1648-1655.

18. Munguambe K, Pool R, Montgomery C, Bavo C, Nhacolo A, Fiosse L, Sacoor C, Nhalungo D, Mabunda S, Macete E: **O que impulsiona a adesão da comunidade à pulverização residual interna (IRS) contra a malária no distrito de Manhi^a,**

**Moçambique rural: um estudo qualitativo.** *Jornal da Malária* 2011,10:344.

19. OMS: *Controlo dos vectores da malária e proteção pessoal. Relatório de um grupo de estudo da OMS 2006.* Genebra: Organização Mundial de Saúde; 2006.
20. Ediau M, Babirye JN, Tumwesigye NM, Matovu JK, Machingaidze S, Okui O, Wanyenze RK, Waiswa P: **Conhecimentos e percepções da comunidade sobre a pulverização residual interior para a prevenção da malária no distrito de Soroti, Uganda: um estudo transversal.** *Jornal da Malária* 2013,12:170.
21. Kyokusingura S, Babirye J, Ssempebwa J, Nuwaha F: **Vontade de aceitar a utilização de diclorodifeniltricloroetano (DDT) para pulverização residual em interiores no distrito de Rakai, Uganda.** *Jornal Médico da África Oriental* 2011, 88:388-394.
22. Wandawa PP: **Perspectivas sobre o conhecimento, a atitude e as práticas da comunidade sobre a pulverização residual em interiores no distrito de Kabale.** Universidade de Makerere, 2011.
23. Ministério da Saúde: *Inquérito de Indicadores da Malária 2009.* Programa de Controlo da Malária. Kampala, Uganda: Ministério da Saúde; 2009.
24. Kleinschmidt I, Schwabe C, Shiva M, Segura JL, Sima V, Mabunda SJA, Coleman M: **Combinação de pulverização residual interior e intervenções com redes tratadas com inseticida.** *The American journal of tropical medicine and hygiene* 2009, 81:519-524.
25. Mutero CM, Schlodder D, Kabatereine N, Kramer R: **Gestão integrada de vectores para o controlo da malária no Uganda: conhecimentos, percepções e desenvolvimento de políticas.** *Jornal da Malária* 2012,11:21.
26. Jagannathan P, Muhindo MK, Kakuru A, Arinaitwe E, Greenhouse B, Tappero J, Rosenthal PJ, Kaharuza F, Kamya MR, Dorsey G: **Aumento da incidência de malária em crianças apesar dos mosquiteiros tratados com inseticida e da terapia anti-malária imediata em Tororo, Uganda.** *Jornal da Malária* 2012,

11:435.

27. Okello PE, Van Bortel W, Byaruhanga AM, Correwyn A, Roelants P, Talisuna A, d'Alessandro U, Coosemans M: **Variação da intensidade de transmissão da malária em sete locais do Uganda.** *The American journal of tropical medicine and hygiene* 2006, 75:219-225.
28. Ministério da Saúde: *Relatórios do Gabinete de Saúde do distrito de Tororo de 2015.* Programa de Controlo da Malária. Kampala, Uganda: Ministério da Saúde; 2015.
29. Green E: *District creation and decentralisation in Uganda.* Crisis States Research Centre Londres; 2008.
30. Charan J, Biswas T: **Como calcular a dimensão da amostra para diferentes concepções de estudo na investigação médica?** *Indian Journal of Psychological Medicine* 2013, 35:121-126.

Tabelas

Quadro 1: Características sócio-demográficas dos inquiridos do estudo

| Variable | Frequency (n) | Percentage (%) |
|---|---|---|
| **Age** | | |
| ≤22 | 110 | 17.2 |
| >22 | 530 | 82.8 |
| **Gender** | | |

| | | |
|---|---|---|
| Male | 486 | 75.9 |
| Female | 154 | 24.1 |
| **Parish** | | |
| Lwala | 292 | 45.6 |
| Mulanda | 154 | 24.1 |
| Mwelo | 194 | 30.3 |
| **Marital status** | | |
| Single | 70 | 10.9 |
| Married | 499 | 77.9 |
| Widowed | 71 | 11.1 |
| **Religion** | | |
| Anglican | 330 | 51.6 |
| Catholic | 250 | 39.1 |
| Moslem | 9 | 1.4 |
| Pentecostal | 51 | 7.9 |
| **Education** | | |
| None | 73 | 11.4 |
| Primary | 461 | 72.0 |
| Secondary | 88 | 13.7 |
| Tertiary | 18 | 2.8 |
| **Occupation** | | |
| Peasant | 575 | 89.8 |
| Others | 65 | 10.2 |
| **Wealth status** | | |
| Poor | 195 | 30.5 |

| | | |
|---|---|---|
| Middle | 221 | 34.5 |
| Rich | 224 | 35.0 |

**Quadro 2: Factores individuais associados à vontade de aceitar o IRS na ronda seguinte**

| Variable | Willingness to take up IRS in next round | | COR | 95% CI | P-value |
|---|---|---|---|---|---|
| | No (%) | Yes (%) | | | |
| **Level of education** | | | | | |
| None | 32 (23.9) | 41 (8.1) | 1 | | |
| Primary | 83 (61.9) | 378 (74.7) | 3.5 | (2.11-5.98) | <0.001* |
| Secondary and above | 19 (14.2) | 87 (17.2) | 3.6 | (1.81-7.04) | <0.001* |
| **Age** | | | | | |
| ≤22 | 50 (37.8) | 60 (11.8) | 1 | | |
| >22 | 83 (62.4) | 447 (88.2) | 4.6 | (2.99-7.24) | <0.001* |
| **Sex** | | | | | |
| Male | 98 (73.1) | 388 (76.7) | 1 | | |
| Female | 36 (26.9) | 118 (23.3) | 0.8 | (0.54-1.28) | 0.394 |
| **Occupation** | | | | | |
| Peasant | 120 | 455 (89.9) | 1 | | |
| Others | (89.5) | 51 (10.1) | 0.9 | (0.51-1.79) | 0.900 |
| | 14 (10.5) | | | | |
| **Residence (parish)** | | | | | |
| Mulanda | 21 (15.7) | 133 (26.3) | 1 | | |
| Lwala | 75 (56.0) | 217 (42.9) | 0.4 | (0.27-0.78) | 0.004* |
| Mwelo | 38 (28.4) | 156 (30.8) | 0.6 | (0.36-1.16) | 0.144 |

| | | | | | |
|---|---|---|---|---|---|
| **Religion** | | | | | |
| Anglican | 77 (57.5) | 253 (50.0) | 1 | | |
| Catholic | 35 (26.1) | 215 (42.5) | 1.8 | (1.21-2.89) | 0.005* |
| Others | 22 (16.4) | 38 (7.5) | 0.5 | (0.29-0.94) | 0.031* |
| **Wealth status** | | | | | |
| Poor | 27 (20.3) | 168 (33.1) | 1 | | |
| Middle | 49 (36.8) | 172 (33.9) | 0.6 | (0.34-0.94) | 0.030* |
| Rich | 57 (42.9) | 167(32.9) | 0.5 | (0.28-0.28) | 0.003* |
| **Family type** | | | | | |
| Monogamous | 113 (89.0) | 402 (86.3) | 1 | | |
| Polygamous | 14 (11.0) | 64 (13.7) | 1.3 | (0.69-2.38) | 0.424 |
| **Family size** | | | | | |
| ≤5 Members | 99 (73.9) | 364 (71.9) | 1 | | |
| More than 5 members | 35 (26.1) | 142 (28.1) | 1.1 | (0.71-1.69) | 0.655 |
| **House floor material** | | | | | |
| Natural floor(dung) | 118 (88.1) | 452 (89.3) | 1 | | |
| Finished floor (cemented) | 16 (11.9) | 54 (10.7) | 0.9 | (0.49-1.59) | 0.676 |
| **House roof material** | | | | | |
| Natural roof (Thatched) | 73 (54.9) | 222 (43.9) | 1 | | |
| Finished (Iron sheets) | 61 (45.1) | 284 (56.1) | 1.5 | (1.04-2.24) | 0.029* |
| **House wall material** | | | | | |

| | | | | | |
|---|---|---|---|---|---|
| Natural walls | 84 (62.7) | 289 (57.1) | 1 | | |
| Finished (bricks, cement) | 50 (37.3) | 217 (42.9) | 1.3 | (0.85-1.87) | 0.245 |
| **Took up IRS in first round** | | | | | |
| Yes | 98(73.1) | 478(94.5) | 1 | | |
| No | 36(26.9) | 28(5.5) | 0.2 | (0.09-0.27) | <0.001* |
| **Source of information about** | | | | | |
| **IRS** | 102 | 420 (83.0) | 1 | | |
| Community leaders | (761) | 59 (11.7) | 0.5 | (0.27-1.14) | 0.097 |
| Health workers | 20 (14.9) | 27 (5.3) | 0.7 | (0.41-1.24) | 0.236 |
| Others | 12 (8.9) | | | | |
| **Knew the chemical used in IRS** | | | | | |
| Yes | 11 (8.3) | 27 (5.3) | 1 | | |
| No | 121 (91.7) | 478 (94.7) | 1.6 | (0.78-3.33) | 0.201 |
| **Knew frequency of** | | | | | |
| **spraying** | 90 (67.2) | 363 (71.5) | 1 | | |
| Yes | 44 (32.8) | 144 (28.5) | 0.3 | (0.28-0.46) | <0.001* |
| No | | | | | |
| **Reason for spraying** | | | | | |
| To kill mosquitoes | 32 (23.9) | 297 (58.7) | 1 | | |
| To kill other insects | 29 (21.6) | 119 (23.5) | 0.4 | (0.26-0.76) | 0.003* |

| | | | | | |
|---|---|---|---|---|---|
| Don't know | 73 (54.5) | 90 (17.8) | 0.1 | (0.08-0.21) | <0.001* |
| **Knowledge of IRS** | | | | | |
| Knowledgeable | 31 (23.1) | 212 (49.9) | 1 | | |
| Not knowledgeable | 103 (76.9) | 294 (58.1) | 0.4 | (0.27-0.65) | <0.001* |

* Estatisticamente significativo

**Quadro 3: Factores de incentivo associados à vontade de aceitar o IRS no próximo ano redondo**

| Variable | Willingness to take up IRS in next round | | COR | 95% CI | P-value |
|---|---|---|---|---|---|
| | No (%) | Yes (%) | | | |
| **Believed that IRS reduces nuisance of mosquitoes** | | | | | |
| Agree | 109 (81.3) | 497 (98.2) | 1 | | |
| Disagree | 25(18 .7) | 9 (1.8) | 0.3 | (0.19-0.42) | <0.001* |
| **Believed that IRS reduces chances of getting malaria** | | | | | |
| Agree | 110 (82.1) | 495 (97.8) | 1 | | |
| Disagree | 24 (17.9) | 11 (2.2) | 0.3 | (0.22-0.46) | <0.001* |
| **Believed that IRS reduces chances of getting malaria** | | | | | |
| Agree | 42 (31.8) | 57 (11.3) | 1 | | |
| Disagree | 90 (68.2) | 449 (88.7) | 1.9 | (1.52-2.41) | <0.001* |
| **Believed that chemicals used in IRS pollute environment** | | | | | |
| Agree | 30 (22.4) | 33 (6.5) | 1 | | |
| Disagree | 104 | 473 | 2.0 | (1.55- | <0.001 |

| | | | | | |
|---|---|---|---|---|---|
| | (77.6) | (93.5) | | 2.66) | * |
| **Had children under five years** | | | | | |
| Yes | 75(53.0) | 242 (47.9) | 1 | | |
| No | 63 (47.0) | 263 (52.1) | 1.2 | (0.84-1.79) | 0.298 |
| **Preferred method of preventing malaria** | | | | | |
| IRS | 7 (5.2) | 31 (6.1) | 1 | | |
| ITN | 127 (94.8) | 475 (93.9) | 0.8 | (0.36-1.96) | 0.695 |
| **Believed that IRS is useful** | | | | | |
| Useful | 61 (45.5) | 314 (62.1) | 1 | | |
| Fairly useful | 49 (36.6) | 182 (35.9) | 0.7 | (0.47-1.09) | 0.126 |
| Not useful | 24 (17.9) | 10 (2.0) | 0.1 | (0.04-0.18) | <0.001 * |
| **Household had a pregnant woman** | | | | | |
| Yes | 12 (9.0) | 32 (6.3) | 1 | | |
| No | 122 (91.0) | 474 (93.7) | 1.4 | (0.73-2.91) | 0.287 |
| **Member of household had malaria a month prior interview** | | | | | |
| Yes | 64 (47.8) | 240 | 1 | | |

| No | 70 (52.2) | (47.6) | 1.0 | (0.69- | 0.977 |
|---|---|---|---|---|---|
| | | 264 | | 1.47) | |
| | | (52.4) | | | |
| **Source of malaria treatment** | | | | | |
| VHT | | | | | |
| Public health center | 15 (22.4) | 29 (12.2) | 1 | | |
| Private health center | 42 (62.7) | 177 | 2.2 | (1.07- | 0.031* |
| | 10 (14.9) | (74.7) | 1.6 | 4.43) | 0.328 |
| | | 31 (13.1) | | (0.62- | |
| | | | | 4.13) | |

1 Estatisticamente significativo

**Quadro 4: Factores do sistema de saúde associados à vontade de aceitar o IRS na ronda seguinte**

| Variable | Willingness to take up IRS in next round | | COR | 95% CI | P-value |
|---|---|---|---|---|---|
| | No (%) | Yes (%) | | | |
| **Distance to nearest health centre** | | | | | |
| ≤5km | 129 (96.3) | 469 (92.7) | 1 | | |
| >5km | 5 (3.7) | 37 (7.3) | 0.1 | (0.78-5.28) | 0.144 |
| **Means of transport to health centre** | | | | | |
| Walking | 85 (63.4) | 442 (87.4) | 1 | | |
| Bicycle | 23 (17.2) | 47 (9.3) | 0.4 | (0.39-0.68) | 0.001* |
| other means | 26 (19.4) | 17 (3.36) | 0.2 | (0.06-0.24) | <0.001* |
| **Had a community medicine distributor** | | | | | |
| Yes | 91 (67.9) | 363 (71.7) | 1 | | |
| No | 36 (26.9) | 115 (22.7) | 0.8 | (0.52-1.24) | 0.322 |
| Don't know/not sure | 7 (5.2) | 28 (5.5) | 1.0 | (0.42-2.37) | 0.995 |

| | | | | | |
|---|---|---|---|---|---|
| **Number of mosquito** | | | | | |
| **nets in a household** | 55 (41.0) | 280 (55.3) | 1 | | |
| Two or less | 79.9 (58.9) | 226 (44.7) | 0.6 | (0.38-0.83) | 0.003* |
| More than two | | | | | |
| **Source of IRS** | | | | | |
| **information** | 102 (77.3) | 420 (83.2) | 1 | | |
| Community leaders | 30 (22.3) | 85 (16.8) | 0.7 | (0.43-1.09) | 0.118 |
| Others | | | | | |

1 Estatisticamente significativo

**Quadro 5: Análise multivariável dos factores associados à vontade de aderir IRS na próxima ronda**

| Variable | UOR | 95% CI | P-value | AOR | 95% CI | P-value |
|---|---|---|---|---|---|---|
| **Level of education** | | | | | | |
| None | 1 | | | 1 | | |
| Primary | 3.5 | (2.11-5.98) | <0.001* | 1.4 | (0.69-2.73) | 0.362 |
| Secondary and above | 3.6 | (1.81-7.04) | <0.001* | 1.5 | (0.66-3.56) | 0.316 |
| **Age** | | | | | | |
| ≤22 | 1 | | | 1 | | |
| 23-35 | 1.5 | (0.89-2.59) | 0.126 | 1.3 | (0.72-2.46) | 0.361 |
| >35 | 1.9 | (1.19-3.12) | 0.007 | 1.9 | (1.08-3.51) | 0.026* |
| **Residence (parish)** | | | | | | |
| Mulanda | 1 | | | 1 | | |
| Lwala | 0.4 | (0.27-0.78) | 0.004* | 0.8 | (0.45-1.42) | 0.443 |
| Mwelo | 0.6 | (0.36-1.16) | 0.144 | 1.2 | (0.63-2.27) | 0.592 |
| **Religion** | | | | | | |
| Anglican | 1 | | | 1 | | |

| | | | | | | |
|---|---|---|---|---|---|---|
| Catholic | 1.8 | (1.21-2.89) | 0.005* | 1.0 | (0.65-1.67) | 0.863 |
| Others | 0.5 | (0.29-0.94) | 0.031* | 1.4 | (0.64-3.04) | 0.396 |
| **Wealth status** | | | | | | |
| Poor | 1 | | | 1 | | |
| Middle | 0.6 | (0.34-0.94) | 0.030* | 0.5 | (0.27-0.98) | 0.043* |
| Rich | 0.5 | (0.28-0.28) | 0.003* | 0.4 | (0.17-1.14) | 0.091 |
| **Source of IRS information** | | | | | | |
| Community leaders | 1 | | | 1 | | |
| Health workers | 0.5 | (0.27-1.14) | 0.097 | 0.8 | (0.32-1.90) | 0.580 |
| Others | 0.7 | (0.41-1.24) | 0.236 | 0.7 | (0.33-1.41) | 0.303 |
| **Took IRS in first round** | 1 | | | 1 | | |
| Yes | 0.2 | (0.09-0.27) | <0.001* | 0.1 | (0.06-0.23) | <0.001* |
| No | | | | | | |
| **Knew frequency of spraying** | | | | | | |
| Yes | 1 | | | 1 | | |
| No | 0.3 | (0.28- | <0.001* | 0.9 | (0.55-1.51) | 0.714 |

| | | | | | | |
|---|---|---|---|---|---|---|
| | | 0.46) | | | | |
| **Reason for conducting IRS** | 1 | | | 1 | | |
| To kill mosquitoes | 0.4 | (0.26- | 0.003* | 0.4 | (0.24-0.78) | 0.005* |
| To kill other insects | 0.1 | 0.76) | <0.001* | 0.2 | (0.12-0.35) | <0.001* |
| Don't know | | (0.08- | | | | |
| | | 0.21) | | | | |
| **Believed IRS has health effects** | | | | | | |
| Agree | 1 | | | 1 | | |
| Disagree | 1.9 | (1.52-2.41) | <0.001 | 1.1 | (0.65-1.73) | 0.815 |
| **Believed chemicals used will pollute the environment** | | | | | | |
| Agree | 1 | | | 1 | | |
| Disagree | 2.0 | (1.55-2.66) | <0.001 | 1.2 | (0.69-2.16) | 0.482 |
| **Number of mosquito nets in the household** | 1 | | | 1 | | |
| Two or less | 0.6 | (0.38-0.83) | 0.003* | 0.82 | (0.52-1.30) | 0.404 |
| more than two | | | | | | |
| **House roof materials** | 1 | | | 1 | | |

| | | | | | | |
|---|---|---|---|---|---|---|
| Grass thatched | 1. | (1.04- | 0.029* | 2.2 | (1.03-4.73) | 0.042* |
| Iron sheets | 5 | 2.24) | | | | |

* Estatisticamente significativo

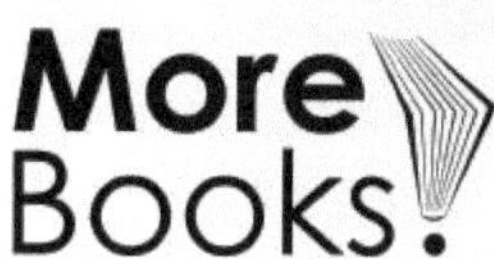


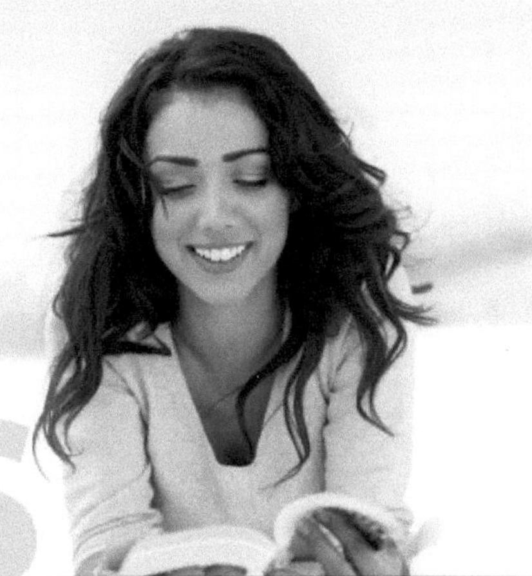

yes
I want morebooks!

Buy your books fast and straightforward online - at one of world's fastest growing online book stores! Environmentally sound due to Print-on-Demand technologies.

Buy your books online at
**www.morebooks.shop**

Compre os seus livros mais rápido e diretamente na internet, em uma das livrarias on-line com o maior crescimento no mundo! Produção que protege o meio ambiente através das tecnologias de impressão sob demanda.

Compre os seus livros on-line em
**www.morebooks.shop**

info@omniscriptum.com
www.omniscriptum.com

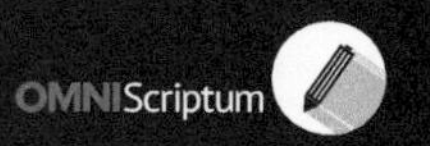

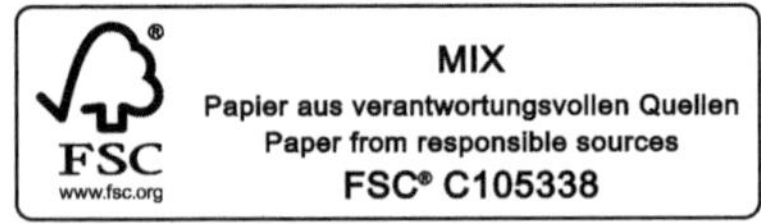


Printed by Books on Demand GmbH, Norderstedt / Germany